Jagodish Ghosh

Um pequeno livro de Tuberculose Espinhal

Jagodish Ghosh

Um pequeno livro de Tuberculose Espinhal

ScienciaScripts

Imprint
Any brand names and product names mentioned in this book are subject to trademark, brand or patent protection and are trademarks or registered trademarks of their respective holders. The use of brand names, product names, common names, trade names, product descriptions etc. even without a particular marking in this work is in no way to be construed to mean that such names may be regarded as unrestricted in respect of trademark and brand protection legislation and could thus be used by anyone.

Cover image: www.ingimage.com

This book is a translation from the original published under ISBN 978-620-2-07850-4.

Publisher:
Sciencia Scripts
is a trademark of
Dodo Books Indian Ocean Ltd. and OmniScriptum S.R.L publishing group

120 High Road, East Finchley, London, N2 9ED, United Kingdom
Str. Armeneasca 28/1, office 1, Chisinau MD-2012, Republic of Moldova, Europe
Printed at: see last page
ISBN: 978-620-7-97491-7

Dedicado a

O meu querido pai, o falecido Jatindra Mohan Ghosh

A minha afectuosa mãe Suniti Ghosh

À minha querida esposa Ripa Dey e à minha filha do coração Andrela Ghosh (Puja). A todos os meus alunos e simpatizantes, nos quais me inspirei.

ÍNDICE

AGRADECIMENTOS

Os trabalhos de investigação e os livros sobre a tuberculose espinal são escassos. Tive a oportunidade de trabalhar na clínica nacional de controlo da tuberculose e no hospital em Shymoli, Dhaka, Bangladesh, como consultor, sendo um cirurgião ortopédico, onde recebi algumas crianças com tuberculose espinal em fase avançada. Desde então, no ambiente do meu trabalho, tive a ideia de fazer algo por esses doentes. Durante este período. Reconheço a minha gratidão a SM Tuli e a outras pessoas de quem recebi inspiração indireta e informação científica. Expresso a minha profunda gratidão ao Dr. H.S Chabbra, Chefe dos Serviços da Coluna Vertebral, Centro Indiano de Lesões da Coluna Vertebral de Deli, pela sua inspiração contínua para o meu avanço na ciência e na tecnologia.

JAGODISH CHANDRA GHOSH

CAPÍTULO 1. CONSIDERAÇÕES GERAIS

A tuberculose é uma doença mortal que afecta muitas pessoas em todo o mundo. A tuberculose espinal é uma forma de tuberculose esquelética que afecta a coluna vertebral. Representa 50%-60% de toda a tuberculose esquelética, 15% dos casos de tuberculose extrapulmonar e 1-3% de todos os doentes que sofrem de tuberculose.[1,2] É uma das doenças mais antigas conhecidas pela humanidade e foram encontrados indícios de tuberculose espinal em múmias egípcias que remontam a 3400 a.C.[3] A tuberculose era uma das principais causas de mortalidade no início do século XX[4]. A melhoria do estatuto socioeconómico levou a um grande declínio na sua prevalência. No entanto, continua a ser um importante problema de saúde pública nos países em desenvolvimento. A subnutrição, a falta de saneamento e a febre exantemática são factores que contribuem para a propagação da doença[5]. Recentemente, verificou-se um aumento da prevalência da tuberculose esquelética e extra-esquelética, incluindo a tuberculose espinal, devido à deterioração do sistema imunitário provocada pela infeção pelo vírus da imunodeficiência humana. A tuberculose espinal é uma forma devastadora de tuberculose esquelética, uma vez que pode estar associada a um défice neurológico devido à compressão da estrutura neural adjacente e a uma deformação significativa da coluna vertebral.

O organismo causador habitual da tuberculose espinal é o mycobacterium tuberculosis, um bacilo ácido-rápido que só cresce em meios enriquecidos com ovo e base de batata ou soro. Apresenta-se geralmente de forma insidiosa. A tuberculose espinal constitui um grande desafio para os médicos devido ao seu carácter inespecífico e ao vasto espetro de apresentações clínicas, o que resulta num atraso no diagnóstico e no risco de morbilidade e mortalidade potenciais significativas devido a várias complicações. O diagnóstico e o tratamento precoces são a chave para evitar esta incapacidade a longo prazo[6]. Se o diagnóstico for efectuado numa fase pré-destrutiva e o doente for tratado com um regime de tratamento padrão, a infeção curar-se-á em 95% dos doentes sem deformidades e complicações significativas[7] . Apesar dos avanços nas técnicas de imagiologia, da melhor compreensão dos aspectos microbiológicos, histológicos e imunológicos, da disponibilidade de quimioterapias antimicrobianas eficazes e de procedimentos cirúrgicos seguros e sofisticados, existem ainda muitas áreas por resolver na sua gestão, como a resistência à primeira linha de medicamentos antituberculosos (8-12%), a recorrência tardia (2-5%) e a paraplegia de início tardio (cerca de 8%). A incidência da tuberculose em geral está a aumentar a nível mundial em 5-10% por ano devido à indiscrição social, a muitas bolsas de privação e ao número crescente de população imunocomprometida no mundo[7] . O diagnóstico da tuberculose da coluna vertebral é difícil e é frequente apresentar se numa fase avançada. O atraso no estabelecimento do diagnóstico e no tratamento resulta em complicações como a compressão da medula espinal e a deformidade da coluna vertebral.

CAPÍTULO 2. ASPECTO HISTÓRICO DA TUBERCULOSE DA COLUNA VERTEBRAL

A tuberculose da coluna vertebral é uma das doenças mais antigas que afecta o ser humano. Os bacilos da tuberculose têm vivido em simbiose com o homem desde tempos imemoriais. Foram encontrados indícios de tuberculose da coluna vertebral em múmias egípcias que datam de 3400 a.C. ,[23] . Na Índia, o Rig Veda e o Atharva Veda (3500-1800 a.C. aproximadamente) mencionam a tuberculose pelo nome "Yakshama" em todas as suas formas[3,8.] O primeiro caso moderno de tuberculose espinal foi descrito por Percival Pott em 1779[3.9] . A tuberculose era uma das principais causas de mortalidade no início do século XX. [4] A identificação da micobactéria como organismo causador (1870), a utilização da vacinação com Bacillus Calmette Guerin (BCG) (1945) e a disponibilidade de medicamentos antituberculosos específicos (1948-1951) são marcos importantes na compreensão e tratamento da tuberculose da coluna vertebral. Desde 1987, a ressonância magnética e a tomografia computorizada ajudaram o clínico a suspeitar da doença numa fase pré-destrutiva. Historicamente, o tratamento evoluiu das terapias ortodoxas regionais para os actuais medicamentos antituberculosos eficazes e para uma abordagem cirúrgica moderna.

CAPÍTULO 3. EPIDEMIOLOGIA E PREVALÊNCIA

Os bacilos tuberculosos vivem em simbiose com a humanidade desde tempos imemoriais. O médico francês Leannce (1781-1826) descobriu a lesão microscópica de base "o tubérculo" no início do século XIX e esta doença é universalmente conhecida. No mundo inteiro há milhões de pessoas que sofrem de tuberculose e, de todos os doentes que sofrem de tuberculose, cerca de um a três por cento têm envolvimento do sistema esquelético. Entre a tuberculose esquelética, o envolvimento vertebral é o mais comum e constitui cerca de 50% de toda a tuberculose esquelética.[1] (Sanchis-Almas 1948, Wilkison 1949, Girdlestone 1950, Sivasticoglou 1953, Mukopadhaya 1956, 1957; Falk 1958, Roaf 1958, Sina 1958, Konstam1963, Paus 1964, Grewal e Singh1956, Tuli 1967, Martini 1988. A incidência exacta e a prevalência da tuberculose espinal na maior parte do mundo não são conhecidas. O número de casos de tuberculose notificados tem aumentado nas últimas décadas, devido à propagação do VIH/SIDA. Nos doentes VIH positivos, cerca de 60% dos casos envolvem o sistema esquelético. A taxa de incidência da tuberculose da coluna vertebral é de cerca de 9 milhões de novos casos por ano e a taxa de mortalidade de 2 milhões de mortes por ano[10,11] .

ANATOMIA CIRÚRGICA DA COLUNA VERTEBRAL

A coluna vertebral é constituída por 33 vértebras e pelas articulações entre elas, cobertas por fáscia, bainha e massa muscular. Entre os corpos vertebrais encontra-se o disco intervertebral. Uma fina camada de cartilagem hialina encontra-se entre o disco e o corpo vertebral. Esta camada é por vezes considerada como parte do disco e outras vezes como parte do corpo vertebral. A cartilagem hialina encaixa exatamente sobre o corpo da vértebra como epífise que determina o crescimento dos corpos vertebrais. O crescimento dos corpos vertebrais ocorre, como nos ossos longos, nestas placas epifisárias pelo processo de ossificação endocondral. Por volta dos 6 anos de idade, surge uma epífise anelar ou anular como uma borda cartilaginosa estreita situada na periferia da superfície cefálica e caudal dos corpos vertebrais respeitados. Estas representam a epífise de tração e não participam no crescimento longitudinal da coluna vertebral. A calcificação destas epífises em anel começa por volta dos 8 anos e fundem-se com os corpos vertebrais por volta dos 18 anos. Assim, entre os 8 e os 18 anos, a epífise em anel é visível radiologicamente como um centro separado do corpo vertebral. Este facto reveste-se de importância clínica, uma vez que um aspeto semelhante após uma lesão nas costas pode ser mal interpretado como uma fratura em lasca. O interior de uma vértebra é constituído por osso esponjoso, contendo medula vermelha e colecções de células reticuloendoteliais. O osso esponjoso de cada corpo vertebral é coberto superiormente e inferiormente por uma fina placa terminal de osso que é perfurada por numerosos orifícios minúsculos... A infeção tuberculosa bacilífera pode começar em qualquer ponto do corpo vertebral, mas é mais frequente perto da placa epifisária, que corresponde à zona metafisária do osso longo em crescimento com maior vascularização. As alturas dos corpos vertebrais são afectadas pelas tensões normais de suporte de peso durante o período de crescimento. Na ausência de tensões normais, manifesta-se um aumento da altura dos corpos vertebrais saudáveis, como se observa nos doentes que desenvolvem deformações cifóticas graves durante a idade de crescimento. A força anormal deixa de ser efectiva após a interrupção do crescimento longitudinal das vértebras.

ARTICULAÇÕES INTERVERTEBRAIS

As vértebras da segunda cervical à primeira sacral articulam-se por uma série de articulações fibrocartilagíneas formadas pelos discos intervertebrais entre os corpos vertebrais e por uma série de articulações sinoviais emparelhadas entre os processos articulares posteriores. A cápsula destas articulações sinoviais é suficientemente frouxa para permitir movimentos de deslizamento entre as facetas contíguas. Pode ocorrer uma verdadeira sinovite tuberculosa nestas articulações e também nas articulações suboccipitais e atlanto-axiais.

DISCO INTERVERTEBRAL

Entre os corpos das vértebras encontra-se um disco fibrocartilagíneo denominado disco intervertebral. Actuam principalmente como amortecedores flutuantes. São susceptíveis de ser afectados por traumatismos, alterações degenerativas, infecções e outras doenças. A altura vertical e a circunferência do disco intervertebral correspondem ao tamanho das vértebras intervenientes. A configuração dos discos contribui para a curvatura da coluna vertebral, sendo mais espessos no lado convexo da curva da coluna vertebral.

Cada disco é composto por uma porção central semigelatinosa, o núcleo pulposo, e por um anel periférico espesso de tecido fibroso lamelar, o anel fibroso. As fibras do anel estão ligadas à placa de cartilagem, aos ligamentos longitudinais anterior e posterior e aos bordos dos corpos vertebrais.

O núcleo pulposo desenvolve-se a partir da notocorda e é composto por material mucoide branco e brilhante. É importante recordar que se calcula que, na coluna lombar, num adulto jovem saudável médio, o material gelatinoso está sujeito a uma pressão de 10 a 15 kg por cm quadrado quando carregado na posição de pé; a pressão intradiscal é 50% inferior na posição deitada. Os discos intervertebrais apresentam uma elasticidade máxima até aos 30th anos de vida. À medida que a idade avança, o teor de água do núcleo pulposo diminui e a sua elasticidade diminui, o núcleo torna-se granuloso e friável, o anel torna-se progressivamente mais fino e mais fraco e o disco apresenta um desgaste gradual. Com a degeneração ou atrito dos discos, a transmissão das forças de peso passa a ser suportada mais pelos corpos vertebrais ^elementos posteriores e pelas articulações facetárias. Na vida fetal, pequenos vasos sanguíneos penetram no anel a partir das vértebras, mas estes vasos regridem pouco depois do nascimento. Aos 18 anos de idade, o disco é praticamente avascular. A nutrição do disco intervertebral depende aparentemente da difusão de fluido dos corpos vertebrais adjacentes.

IRRIGAÇÃO SANGUÍNEA DO CANAL VERTEBRAL

A irrigação sanguínea das vértebras segue o padrão embriológico. Ramos de cada artéria intercostal segmentar suprem as metades adjacentes de duas vértebras, a metade inferior da que está acima e a metade superior da que está abaixo, bem como a região discal intermediária. Isso ocorre porque a parte adjacente de quaisquer duas vértebras e o disco intervertebral se desenvolvem a partir dos mesmos somitos. No interior dos corpos vertebrais, as arteríolas terminam como alças tortuosas sob as placas terminais epifisárias. Sugere-se que, devido à falta de anastomose entre si, estes vasos se comportam funcionalmente como artérias terminais (Somerville e Wilkinson 1965). Se estas artérias terminais forem bloqueadas, pode ocorrer um enfarte. A propagação da infeção através da via arterial explica a localização precoce mais frequente das lesões tuberculosas da coluna vertebral na área paradiscal muito vascular justa epifisária dos corpos vertebrais. Para além da propagação da infeção através do fluxo arterial, é possível que o plexo de veias epidural e peridural, tal como descrito por Batson (1940), também desempenhe um papel na localização das lesões em alguns casos de tuberculose espinal. O sangue no plexo de Batson flui provavelmente em todas as direcções, dependendo do movimento do tórax, da tosse e do esforço. Deste modo, o fluxo retrógrado de sangue das vísceras infectadas para a coluna vertebral pode ser responsável pela propagação da infeção do órgão doente para a coluna vertebral. A propagação da infeção tuberculosa ao longo do plexo de Batson pode explicar a observação frequente de envolvimento de múltiplas vértebras adjacentes, a presença de múltiplas lesões saltadas na coluna vertebral, a associação dos abcessos tuberculosos na parede torácica com a tuberculose vertebral e a associação especial da meningite tuberculosa com a tuberculose vertebral, particularmente em crianças.

CAPÍTULO 4. PATOLOGIA

A tuberculose espinal resulta da disseminação hematogénica a partir de um foco primário noutro local do corpo. O foco primário pode ser ativo ou quiescente, aparente ou latente. O foco primário encontra-se nos pulmões, nos gânglios linfáticos ou em qualquer víscera. A infeção atinge o sistema esquelético através de canais vasculares, geralmente através das artérias, como resultado da bacilemia, ou por vezes no esqueleto axial através do plexo venoso de Batson. Diz-se que a tuberculose óssea e articular se desenvolve geralmente 2-3 anos após o foco primário (Girling et al.1988). O envolvimento simultâneo da parte paradiscal de duas vértebras contíguas numa lesão tuberculosa típica da coluna vertebral apoia a inseminação dos bacilos através de um fornecimento de sangue comum a esta região. Nalguns casos de tuberculose da coluna vertebral, podem existir "lesões saltadas". Não é muito fácil para os agentes patogénicos produzirem doenças em seres humanos saudáveis, sendo necessários factores de virulência para que um agente patogénico bem sucedido persista no hospedeiro e cause doenças e escape à defesa do hospedeiro para que a infeção possa continuar. A virulência de um microrganismo depende de vários factores genéticos

Para ser um potencial agente patogénico, um agente patogénico deve poder ter e cumprir os seguintes requisitos

1. Um potencial agente patogénico deve ser capaz de aderir, penetrar e persistir na célula hospedeira. (regra "entrar e permanecer").

2. Um agente patogénico deve ser capaz de ultrapassar o mecanismo de defesa do hospedeiro.

3. Um agente patogénico tem de danificar o tecido ou órgão do hospedeiro e permitir a propagação da infeção.

4. Um agente patogénico deve ser capaz de existir num hospedeiro e de infetar

outro hospedeiro. A Mycobacterium tuberculosis tem todas as condições enumeradas para causar a doença e propagá-la.

IMUNOPATOLOGIA

A Mycobacterium tuberculosis e o Homo sapiens têm vivido em simbiose desde o aparecimento do homem na Terra. O sistema imunitário humano mediado por células pode ser considerado como tendo-se desenvolvido em resposta à infeção por micobactérias e a outros desafios infecciosos. A resposta imunitária humana aos bacilos da tuberculose tem sido muito eficaz, pelo que apenas cerca de 5% das pessoas infectadas desenvolvem doença primária clinicamente evidente e apenas cerca de outros 5% desenvolvem doença pós-primária mais tarde na vida (Stanford111994). O facto de um doente contrair tuberculose esquelética é um reflexo da fraca resposta protetora inerente do seu sistema reticuloendotelial no momento da infeção (Tuli 1997). É também possível que a própria infeção micobacteriana provoque alterações subtis que enfraquecem o sistema imunoregulador do homem (Rook, Hernandez-Pando 1994). O subgrupo de linfócitos T auxiliares é fundamental para a imunidade mediada por células contra a infeção tuberculosa; estas células transportam o antigénio CD4 na sua superfície; na doença por VIH, o vírus entra e infecta os linfócitos CD4, mata estas células e conduz progressivamente ao declínio da imunidade do hospedeiro. As pessoas infectadas com micobactérias ubíquas apresentam uma doença clinicamente manifestada se houver uma redução da imunidade inata e da imunidade mediada por células.

FISIOPATOLOGIA DA FORMAÇÃO DOS TUBÉRCULOS

Após a inseminação da infeção, as células reticuloendoteliais do sistema esquelético respondem primeiro. Inicialmente, há uma acumulação de células polimorfonucleares, mas estas células são rapidamente substituídas por células mononucleares, macrófagos e monócitos. Os bacilos da tuberculose são fagocitados e decompostos, sendo o seu conteúdo lipídico disperso pelo citoplasma das células mononucleares, formando células epitelóides. As células epitelóides são as caraterísticas da reação tuberculosa. As células epitelóides são células grandes com um núcleo vesicular grande, citoplasma abundante, margem indistinta com processos que formam um retículo epitelóide. A fusão de várias células epitelóides origina a formação de células gigantes, conhecidas como células gigantes de Langerhan. As células de Langerhans só se formam, provavelmente, se houver necrose de caseificação na lesão e, frequentemente, contêm bacilos da tuberculose. A principal função das células gigantes é digerir e remover o tecido necrosado. Após cerca de uma semana, os fibroblastos aparecem e formam um anel à volta da periferia da lesão. A massa assim formada constitui um nódulo popularmente conhecido como "tubérculo". O tubérculo pode aumentar de tamanho por expansão e coalescência. Durante a segunda semana, ocorre caseificação no centro do tubérculo por necrose de coagulação causada pela fração proteica dos bacilos da tuberculose. O material caseoso pode amolecer e liquefazer-se. A presença de necrose de caseificação é quase um diagnóstico de patologia tuberculosa. O tubérculo que apresenta uma necrose caseosa central é designado como tubérculo mole. No entanto, um tubérculo pode não apresentar caseação central, sendo este tipo de tubérculo designado por tubérculo duro. O tubérculo duro pode formar-se quando o doente está a ser tratado com medicamentos anti-tuberculosos. Outras doenças granulomatosas em que se encontram tubérculos duros incluem a brucelose, a sarcoidose, a micose e o granuloma de corpo estranho.

DESTINO DE UM TUBÉRCULO

O resultado de um tubérculo é influenciado pelos seguintes factores;

1. Sensibilidade dos bacilos da tuberculose à quimioterapia antituberculosa

2. Resistência e estado imunitário do doente

3. Utilização de medicamentos antituberculosos

4. Estádio da lesão no início do tratamento.

Os resultados possíveis são

a) Pode resolver-se completamente

b) A doença pode curar-se completamente com vários graus de deformidades residuais e perda de função.

c) A lesão pode estar completamente isolada.

d) Pode persistir uma lesão granulosa crónica de baixo grau.

e) A infeção pode propagar-se

FORMAÇÃO DE ABCESSOS FRIOS

A reação exsudativa acentuada é uma caraterística comum na infeção tuberculosa do sistema esquelético. Um abcesso frio é formado por uma coleção de produtos de liquefação e exsudação. O abcesso frio é maioritariamente composto por soro, leucócitos, detritos ósseos e bacilos da tuberculose. O abcesso penetra no periósteo dos ligamentos e migra em várias direcções seguindo os planos fasciais e também ao longo dos vasos sanguíneos e da bainha dos nervos. Os abcessos frios são quentes, embora a temperatura não seja tão elevada como nas infecções piogénicas agudas. Um abcesso superficial pode rebentar e formar um seio ou uma úlcera

Abcesso frio na tuberculose da coluna vertebral

Na região cervical, o material necrótico tuberculoso pode acumular-se sob a forma de um abcesso frio no espaço retrofaríngeo, no bordo posterior do músculo esternocleidomastóideo, na parte de trás do pescoço ao longo dos nervos espinais e na axila ao longo da bainha axilar. O envolvimento da coluna dorsolombar pode provocar um abcesso frio na bainha do reto e na parede abdominal inferior ao longo dos nervos intercostais, ilioinguinais e ilio-hipogástricos e na parte superior da coxa ao longo da bainha do psoas, nas costas ao longo dos nervos espinais posteriores, nas nádegas ao longo dos nervos glúteos superiores, no triângulo de Petit ao longo dos músculos planos da parede abdominal ou na fossa isquiorrectal ao longo dos nervos pudendos internos.

FORMAÇÃO DE SEQUESTROS TUBERCULOSOS

Após a fixação dos bacilos da tuberculose na coluna vertebral, verifica-se uma hiperemia acentuada e uma osteoporose grave. A necrose do osso também ocorre devido à infração isquémica de segmentos de osso. Esta situação é secundária à oclusão arterial devido a fenómenos tromboembólicos, endaterite e periaterite. A osteólise provoca o amolecimento das vértebras, pelo que estes ossos cedem facilmente devido à força gravitacional e à ação muscular sobre a coluna vertebral, provocando a compressão, o colapso ou a deformação da coluna vertebral. A necrose isquémica também tem sido reconhecida como um fator responsável pelo colapso ósseo e vertebral (Cleveland e Bosworth 1949, Girdle 1950). O disco intervertebral não é afetado em primeiro lugar, uma vez que se trata de uma estrutura relativamente avascular. O envolvimento precoce da região paradiscal das vértebras pelo processo tuberculoso compromete a nutrição do disco, pelo que um disco patologicamente alterado pode ser envolvido pelo processo infecioso adjacente. A placa terminal cartilaginosa é uma espécie de barreira à propagação da infeção, mas uma vez invadida, a destruição do disco progride rapidamente (Schmrol e Junghanns 1959).

PAPEL DO TRAUMATISMO NA TUBERCULOSE DA COLUNA VERTEBRAL

A relação entre o traumatismo e a tuberculose espinal tem sido objeto de discussão desde há muito tempo. No entanto, o consenso atual é que o traumatismo provavelmente chama a atenção para um foco ligeiro ou pode ativar um foco tuberculoso latente. O esforço mecânico repetido nas partes móveis e de suporte de peso do corpo, especialmente na coluna vertebral, resulta num pequeno hematoma ou edema da medula óssea que pode determinar a localização frequente da doença na parte inferior da coluna dorsal e na parte superior da coluna lombar.

TIPOS HISTOLÓGICOS DA DOENÇA

Para efeitos descritivos, foram descritos dois tipos de tuberculose esquelética. O tipo caseoso-exsudativo e o tipo granular. O tipo caseoso-exsudativo é caracterizado por maior destruição, maior exsudação e formação de abcessos. Aqui, o início é menos insidioso, os sinais constitucionais e locais de inflamação são mais marcados, os abcessos e a formação de seios paranasais são mais comuns. O tipo granular é menos destrutivo, tem um início insidioso e a formação de abcessos é rara, sendo geralmente do tipo seco. Na prática clínica, ambos os tipos coexistem, um predominando sobre o outro. As lesões tuberculosas nas crianças são geralmente do tipo caseoso-exsudativo. No adulto é mais frequente o tipo granuloso com menor destruição.

CAPÍTULO 5. O ORGANISMO E A SUA SENSIBILIDADE

Nos primeiros tempos, nos países ocidentais, antes da utilização da pasteurização, havia muitos relatórios que mostravam uma elevada incidência do bacilo do tipo bovino responsável pela tuberculose osteoarticular. Aproximadamente 85% dos casos de tuberculose esquelética com menos de 10 anos de idade foram considerados como sendo devidos a infeção por micobactérias do tipo bovino. (Girdlestone 1950). Atualmente, a maior parte da tuberculose esquelética é causada por bacilos de tipo humano. O Mycobacterium tuberculosis é um organismo aeróbio de crescimento lento, com um tempo de duplicação do crescimento de cerca de 20 horas em condições favoráveis ao bacilo. É um micróbio minúsculo (3 micrómetros de comprimento e 0,5 micrómetros de largura), bacilos ácido-rápidos e um agente patogénico Gram positivo. É metabolicamente catalase e fenilase positivo. Não possui glicocálix, pílulas ou fímbrias na sua superfície para adesão e está sempre presente na forma planctónica, mesmo após repetidas replicações. Mesmo num ambiente rico em nutrientes, o seu crescimento é lento. Os bacilos da tuberculose não apresentam a clássica "resposta à fome", embora outras bactérias a tenham. Os bacilos da tuberculose estão bem protegidos por uma parede celular cerosa fina e escorregadia e podem sobreviver a um meio pobre em nutrientes e a uma deficiência de oxigénio. A parede celular das micobactérias constitui uma estrutura protetora e o invólucro celular contém lípidos de membrana invulgares denominados ácido micólico. De entre os vários compostos de ácido micólico conhecidos, o fator cordão na parede celular micobacteriana só se encontra em estirpes virulentas. Além disso, a chaperonina 10 do M. tuberculosis tem sido fortemente implicada como um importante fator de virulência durante a infeção[12]

.

Os bacilos da tuberculose são aeróbios obrigatórios que podem tornar-se anaeróbios facultativos. O comportamento bacilar caraterístico da tuberculose espinal não é diferente do da tuberculose pulmonar. Mas as actividades bacilares nos dois órgãos como lesão são um pouco diferentes devido ao ambiente diferente, como a tensão de oxigénio. Os bacilos são menos activos nas lesões da coluna vertebral do que nas lesões pulmonares. As populações bacilares nas lesões osteoarticulares são também menos (paucibacilares) do que nas pulmonares[13,14,15,16] .

Em condições desfavoráveis, cresce apenas de forma intermitente ou permanece dormente durante um período prolongado, voltando a crescer quando o sistema de defesa do hospedeiro se torna deficitário. Idealmente, o diagnóstico de tuberculose espinal deveria ser confirmado pela demonstração de micobactérias na lesão da coluna vertebral. Mas tal não é possível em todos os casos, provavelmente porque a tuberculose espinal é considerada uma doença paucibacilar (Grange 1989, Moon et al 2002).

O termo micobactéria atípica refere-se a outras micobactérias que não a mycobacterium tuberculosis e a mycobacterium bovis. Raramente, a micobactéria atípica pode ser responsável pela tuberculose esquelética.

Virulência e resposta a medicamentos: No que diz respeito à sensibilidade a vários medicamentos, existem três tipos de reacções

a. Resposta normal (efectiva)

b. Resposta lenta (os sintomas clínicos melhoram lentamente)

c. Não respondedores (sem eficácia do medicamento)

QUIMIOTERAPIA ANTITUBERCULOSA:

A tuberculose osteoarticular, incluindo a tuberculose da coluna vertebral numa fase inicial, é uma doença tratável. As lesões tuberculosas pulmonares são "lesões abertas" em que um grande número de bacilos cresce nas paredes das cavidades.

Em contrapartida, as lesões tuberculosas da tuberculose espinal não comunicam com o ar e têm uma população bacteriana mais pequena. Uma grande parte da população bacteriana na tuberculose pulmonar multiplica-se rapidamente, ao passo que a maioria dos bacilos na tuberculose espinal replica-se lentamente ou quase adormece. Os medicamentos antituberculosos são mais eficazes contra a população bacteriana que se replica rapidamente. Os bacilos dormentes tendem a manter-se viáveis apesar da quimioterapia. É adequado matá-los quando começam a replicar-se e esta é a razão pela qual a tuberculose esquelética e espinal requer uma longa duração da terapia medicamentosa. Em qualquer altura, o tratamento reflecte o modo de ação reconhecido dos agentes antituberculosos.

1. A isoniazida (INH) é um antibiótico bacteriostático e de espetro estreito. Só se torna ativa na presença de uma enzima, a kat G, produzida pelo M. tuberculosis. Inibe igualmente a síntese do ácido micólico.

2. A esteptomicina actua através da sua ligação à subunidade ribossomal 30S, que afecta a síntese polipeptídica e, em última análise, conduz à inibição da tradução. A estreptomicina é bacteriocida e de largo espetro,

3. A pirazinamida é convertida em ácido pirazinóico bacteriocida no interior da célula bacteriana pela pirazinamidase. A pirazinamida parece matar uma população de bacilos da tuberculose semi-dormentes que não são afectados por outros fármacos antituberculosos.

4. O etambutol é bacteriostático. O etambutol isolado não é um agente antituberculoso muito eficaz. O etambutol, em conjunto com a isoniazida, inibe a incorporação de ácido micólico na parede celular bacteriana em crescimento.

5. A rifampicina é um antibiótico bacteriostático e de largo espetro, que actua sobre a RNA polimerase

CAPÍTULO 6. TUBERCULOSE DA COLUNA VERTEBRAL EM CRIANÇAS

A tuberculose em crianças com menos de 15 anos de idade é também designada por tuberculose pediátrica. Trata-se de um problema de saúde pública de especial importância, uma vez que constitui um marcador de transmissão recente da tuberculose. Diz-se que, atualmente, a tuberculose espinal é uma doença das crianças nos países em desenvolvimento e dos idosos nos países desenvolvidos. A tuberculose espinal afecta mais frequentemente as crianças, uma vez que o fluxo sanguíneo através do osso em crescimento é intenso nas crianças[17,18] . As crianças representam um grupo de alto risco para contrair a doença. A incidência de tuberculose espinal em crianças, tal como relatada pelo MRC (britânico), é variável: 58% de todos os doentes com tuberculose espinal na Coreia, um terço dos doentes em Chennai, na Índia, e 26% em Hong Kong[19] . No estudo de JC Ghosh 2015 , em Dhaka, mostra que cerca de 19,6% dos doentes são crianças (com menos de 15 anos de idade).

Tabela 1: Distribuição dos doentes pediátricos com tuberculose espinal (n=21) por idade

Idade	N.º de doentes (%)
0-28 dias	0(0)
29 dias -1 ano	01(4.8)
1-3 anos	05(23.8)
3-5 anos	02(9.5)
6-10 anos	04(19)
11-15 anos	09((42)
Total	21(100)

Tabela 2: Distribuição dos doentes com idade inferior a 15 anos por sexo

Sexo	N.º de doentes (%)
Masculino	11(52.4)
Feminino	10(47.6)
Total	21(100)

Tabela 3: Distribuição da tuberculose espinal abaixo dos 15 anos (n=15) por grupo de rendimento

Rendimento familiar mensal (Taka do Bangladesh)	N.º de doentes (%)
Até 5000	10(47.6)
5001 -10000	7(33.3)
10001-20000	3(14.3)
>20000	1(4.8)
Total	21(100)

Entre os pacientes pediátricos, 42,9% estão na faixa etária de 11 a 15 anos e outros 19% entre 6 e 10 anos. Apenas uma ligeira predominância entre as crianças do sexo masculino. 52,4% do total eram crianças do sexo masculino e 47,6% do sexo feminino. A maioria das crianças (83,9%) pertencia a um grupo com baixos rendimentos (menos de 10 000 Taka Bangladesh por mês)[20] . A tuberculose da coluna vertebral resulta da disseminação hematogénica secundária a outro foco primário noutro local do corpo. Há um desfasamento mínimo de 2-3 anos entre o desenvolvimento do foco primário e a manifestação da doença na coluna vertebral. Geralmente, as crianças com tuberculose da coluna vertebral apresentam-se clinicamente numa fase relativamente avançada. É necessário um elevado índice de suspeição para o diagnóstico. As crianças não são uma miniatura dos adultos, anatómica e fisiologicamente há muitas diferenças, o osso nas crianças cresce longitudinalmente e em aposição e remodela-se durante o crescimento. A destruição do osso nas crianças é mais rápida por infeção do que nos adultos. No entanto, as lesões ósseas das crianças cicatrizam e remodelam-se muito mais rapidamente do que as dos adultos. A cartilagem de crescimento nas crianças está relativamente bem preservada na lesão tuberculosa.

Estas diferenças anatómicas e fisiológicas influenciam o protocolo de tratamento da tuberculose da coluna vertebral em crianças em relação ao dos adultos. O objetivo terapêutico no caso das crianças é curar a tuberculose com o mínimo de deformidade residual e sem sequelas neurológicas. Assim, o tratamento deve ter como objetivo não só a cura, mas também a manutenção da estabilidade, o crescimento normal da coluna vertebral e o alinhamento sagital da coluna vertebral, prevenindo

a) a destruição óssea progressiva adicional b) acelerando a recuperação neurológica durante o período de tratamento e posteriormente. Por conseguinte, as crianças devem permanecer sob vigilância até à conclusão da fase de crescimento. Deve ser praticada uma observação contínua e vigilante para detetar a evolução da cifose até à maturidade. A deformidade da coluna vertebral tuberculosa nas crianças pode ser corrigida espontaneamente durante a fase de crescimento, quando a placa terminal e a cartilagem do anel apofisário estão preservadas, mas nos adultos as deformidades estabelecidas não se corrigem espontaneamente. Mais uma vez, a morfologia deformada da coluna vertebral nas crianças é afetada por uma biomecânica alterada.

Quando a tuberculose da coluna vertebral cicatriza com cifose residual de qualquer gravidade. Recomenda-se a correção posterior assistida por instrumentos e/ou a cirurgia de estabilização se a cifose existente for inaceitável e/ou se houver indícios de progressão da cifose devido às vértebras em cunha relacionadas com a doença e à instabilidade do segmento curado não fundido. Na idade de crescimento, antes dos 11 anos de idade, as crianças em risco de desenvolver cifose grave necessitam de fusão dos elementos posteriores para minimizar a deformidade; devem ser tomadas precauções para não danificar as placas de crescimento remanescentes dos corpos vertebrais infectados e das vértebras saudáveis adjacentes durante a realização do desbridamento e descompressão anteriores [21].

DISTRIBUIÇÃO REGIONAL: Embora qualquer parte da coluna vertebral possa ser afetada, o local mais comum é a região torácica inferior e a região lombar superior [Paus'1964, Cleveland 1942, Hodgsons 1969].

Distribuição regional da tuberculose da coluna vertebral na nossa série:

COLUNA CERVICAL: 06,65%

COLUNA TORÁCICA: 43,33%

COLUNA LOMBAR: 23,33

JUNÇÃO TORACOLUBAR: 27%

CAPÍTULO 7. APRESENTAÇÃO CLÍNICA DA TUBERCULOSE DA COLUNA VERTEBRAL

As caraterísticas clínicas da tuberculose da coluna vertebral são geralmente insidiosas.

A dor localizada na coluna vertebral, a febre baixa, o mal-estar, a anorexia e a perda de peso são os sintomas habituais. Na fase avançada da doença, o doente pode apresentar uma deformidade cifótica resultante da proeminência do processo espinhoso devido ao colapso e ao encravamento anterior dos corpos vertebrais. Na tuberculose espinal cervical, pode haver rouquidão, disfagia, estridor respiratório ou torcicolo. No caso de envolvimento toracolombar, pode haver falta de jeito para andar e fraqueza nos membros inferiores. Além disso, pode haver evidência de tuberculose extra-esquelética associada, como tosse, expetoração, linfadenopatia, diarreia e distensão abdominal.

Os doentes que sofrem de tuberculose espinal podem apresentar abcessos frios A presença de um seio nas costas com uma descarga aquosa fina é uma forte evidência do envolvimento tuberculoso do arco posterior dos corpos vertebrais. . O exame físico da coluna vertebral revela uma coluna rígida, dor ao movimento da coluna vertebral, deformidade cifótica localizada, sensibilidade localizada e espasmos dos músculos paravertebrais.

Idade e sexo: A tuberculose da coluna vertebral é mais comum durante as três primeiras décadas. Na nossa série, a idade dos doentes varia entre 1 ano e 77 anos.

O estudo efectuado por JC Ghosh et al em Dhaka apresenta os seguintes resultados

Tabela 4: Distribuição dos doentes com tuberculose espinal por idade (n=107

Faixa etária (anos)	Número total (%)
0-10	12(11.2)
11-20	20(18.7)
21-30	30(28.0)
31-40	18(16.8)
41-50	13(12.1)
51-60	12(11.2)
>60	02(1.9)
Total	107(100)

Embora a doença esteja igualmente distribuída entre ambos os sexos, na nossa série há uma ligeira predominância feminina. (Tabela 5)

Tabela 5: Distribuição dos doentes da nossa série por sexo

Sexo	N.º de doentes (%)
Masculino	46(43)
Feminino	61(57)
Total	107(100)

SINAIS E SINTOMAS DA FASE DE CURA: Quando a doença está curada, o doente não se sente nem parece doente. Não há dor ou sensibilidade na coluna vertebral, nem aumento noturno da temperatura. O doente recupera o peso perdido, mas a deformidade que tinha ocorrido durante a fase ativa, se for o caso, persiste. Os exames laboratoriais revelam uma diminuição dos níveis de marcadores inflamatórios e a imagiologia da coluna vertebral mostra sinais de cura. Pode haver antecedentes de tuberculose na família.

ESTUDO DE IMAGEM

As radiografias são a primeira linha de investigação. Deve suspeitar-se sempre de TB espinal quando as radiografias demonstram uma lesão espinal destrutiva. As radiografias podem ser normais na fase inicial da doença; as radiografias simples continuam a ser o procedimento inicial de rastreio quando se suspeita de espondilite infecciosa[22,23] Outras entidades podem ser excluídas por radiografias. A preservação relativa do disco, a rarefação da placa terminal vertebral, a formação de cunhas anteriores, a presença de abcessos separados pré e paravertebrais ou intra-ósseos com extensão subligamentar e violação do espaço epidural, o colapso concêntrico do corpo vertebral (vértebras em marfim, granuloma extradural, subdural e intramedular são considerados como indícios de diagnóstico desta doença em várias modalidades de imagiologia. A aparência mais comum consiste na destruição do corpo vertebral predominantemente anterior, perda da altura do disco, erosão das placas terminais, sequestro ósseo, esclerose e massas paravertebrais [24,25]

A calcificação em massas paraespinhais é altamente sugestiva de TB[24] . No entanto, a altura dos espaços discais pode ser preservada até às fases mais avançadas da doença

SOMBRA PARAVERTEBRAL NO RAIO X: A sombra paravertebral é produzida pela extensão do tecido de granulação tuberculosa e pela formação de um abcesso na região paravertebral. Os abcessos na região cervical apresentam-se normalmente como uma sombra de tecido mole entre o corpo vertebral e a faringe e a traqueia. Os abcessos abaixo das 4th vértebras dorsais têm um aspeto fusiforme típico. Os abcessos na região torácica superior (7th cervicais a 4th dorsais) são frequentemente difíceis de diagnosticar radiologicamente numa fase inicial.

O abcesso que surge abaixo do nível do diafragma tende a estender-se ao longo do músculo psoas. Radiologicamente, o abcesso do psoas manifesta-se como um alargamento da sombra do psoas. Na região da coluna torácica, os abcessos paravertebrais de longa duração podem apresentar um efeito de recorte (fenómeno aneurismático) como erosão côncava ao longo da margem anterior dos corpos vertebrais. O disco, que ainda está saudável devido à sua elasticidade, é poupado e destaca-se para dar um aspeto radiológico de "dente de serra".

IMAGIOLOGIA POR RESSONÂNCIA MAGNÉTICA

A ressonância magnética, comparada com a tomografia computorizada e a radiografia simples, tem uma sensibilidade mais elevada e tem a capacidade de diagnosticar a doença de forma precoce e exacta. Pode detetar alterações inflamatórias precoces da medula óssea e alterações infiltrativas da placa terminal nas vértebras. A RMN provou ser o exame mais útil para o diagnóstico da tuberculose espinal na fase pré-destrutiva e para detetar a doença em locais difíceis de diagnosticar através das radiografias tradicionais, como o envolvimento das vértebras craniovertebrais, cervicodorsais, lombossacrais, sacrais e coccígeas. A RM pode demonstrar o envolvimento dos corpos vertebrais de ambos os lados do disco, alterações precoces da destruição do disco, abcesso frio, colapso vertebral e deformidades da coluna vertebral. As imagens ponderadas em T1 mostram normalmente uma diminuição do sinal da medula vertebral afetada, uma redução da altura do disco, uma alteração morfológica dos tecidos moles paraespinhais e uma extensão epidural. Nas imagens ponderadas em T2

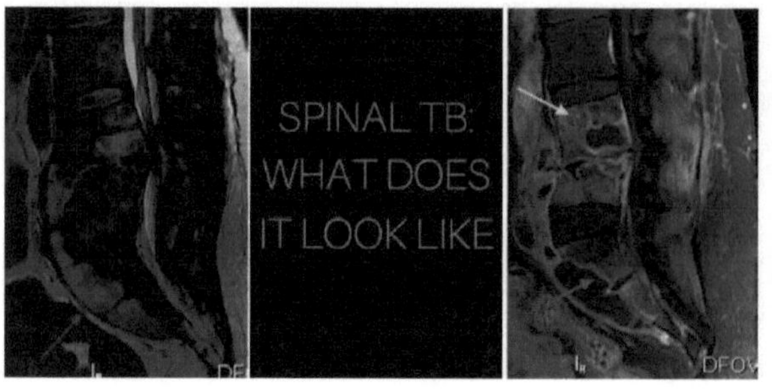

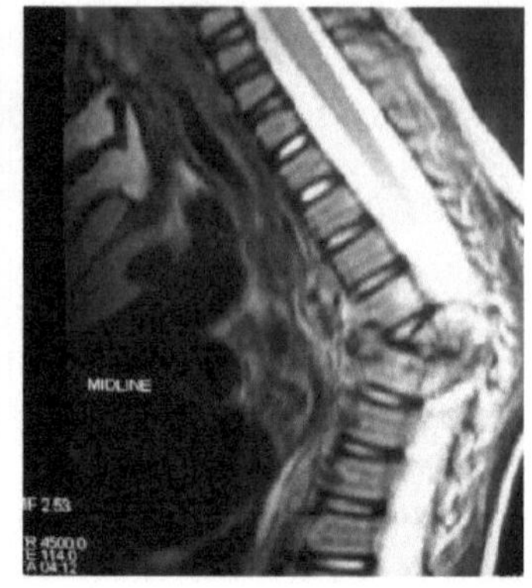

um aumento da intensidade do sinal com um realce uniforme e fino é um achado patognomónico que sugere necrose caseosa ou um abcesso frio na tuberculose[26]

.

TOMOGRAFIA COMPUTORIZADA

A tomografia computorizada fornece pormenores ósseos, a TC é de grande importância para demonstrar pequenos focos iniciais de infeção óssea e a extensão do envolvimento do osso e dos tecidos moles, a destruição da placa terminal, a fragmentação das vértebras e a calcificação paraespinal são adequadamente demonstradas. A aspiração com agulha fina guiada por TC tornou-se amplamente aceite tanto para o diagnóstico cultural como para o diagnóstico histopatológico.

CAPÍTULO 8. DIAGNÓSTICO DIFERENCIAL

Os sinais, sintomas e achados radiológicos da doença tuberculosa são frequentemente caraterísticos. Em doentes com uma fase inicial da doença, o reexame clínico e radiológico após 6-12 semanas pode ser de grande ajuda para chegar ao diagnóstico final.

A RM desempenha um papel fundamental no diagnóstico da doença numa fase precoce. No entanto, a diferenciação da tuberculose espinal da osteomilite piogénica e fúngica, bem como do tumor primário e metastático, pode ser difícil com base em dados clínicos e radiográficos. Uma história de tuberculose, um teste cutâneo positivo e uma investigação laboratorial podem ser úteis para o diagnóstico da tuberculose espinal. A biópsia do tecido doente com exame histopatológico e microbiológico é confirmatória no diagnóstico da tuberculose espinal. A utilização da técnica de amplificação do ADN (reação em cadeia da polimerase) pode facilitar o diagnóstico rápido e preciso da doença.

A cultura do organismo é um método de diagnóstico lento mas precioso para reconhecer o organismo causador. Mesmo num pequeno número de casos com achados clínicos e imagiológicos sugestivos de tuberculose espinal, não é possível fazer a cultura do organismo, apesar de várias tentativas.

Em caso de dúvida, a patologia exacta deve ser detectada através de uma biópsia das vértebras doentes e submetendo o material a investigação histopatológica e microbiológica.

As condições mais comuns a considerar no diagnóstico diferencial da tuberculose espinal incluem

1. INFECÇÕES PIOGÉNICAS DA COLUNA VERTEBRAL

Neste caso, o início da doença é súbito, com dor localizada grave, espasmo muscular e oscilação da temperatura, tal como acontece com a osteomilite aguda em qualquer outro osso. Na fase inicial, há destruição óssea que é rapidamente substituída por esclerose óssea e formação de osso novo. A esclerose e a formação de osso novo podem ser observadas radiologicamente a partir da oitava semana. Os espaços do disco intervertebral apresentam um certo grau de destruição. A infeção piogénica de baixo grau pode ter um curso insidioso e um início semelhante ao da tuberculose. (Buchelt 1993)

2. COLUNA VERTEBRAL DO TIFOIDE

Embora se trate de uma complicação rara da febre tifoide, a maioria dos casos surge num intervalo de 4 semanas a alguns meses após o desaparecimento das caraterísticas clínicas da febre tifoide. Clinicamente, a doença manifesta-se por dores excruciantes e espasmos musculares. O quadro radiológico assemelha-se ao da tuberculose e ao da espondilite piogénica de baixo grau. A confirmação pode ser obtida através de um teste de aglutinação, de um ensaio terapêutico ou de uma biopsia.

3. TUMORES DA COLUNA VERTEBRAL

Os tumores benignos primários que têm alguma semelhança clínica e radiológica com a tuberculose espinal incluem o hemangioma, o tumor de células gigantes e o quisto ósseo aneurismático da coluna vertebral. O tumor ósseo primário do osso é raro. O depósito maligno secundário na coluna vertebral pode apresentar-se de forma semelhante à tuberculose espinal, mas o início é mais agudo, a evolução é mais rápida e os sinais locais são mais disseminados. A radiografia e a ressonância magnética ajudam geralmente a diferenciá-los da lesão infecciosa.

Existem outras doenças que, por vezes, fazem parte do diagnóstico diferencial, como a espondilite por Brucella, a espondilite micótica, a infeção sifilítica da coluna vertebral e a Histocitose-X.

COMPLICAÇÃO NEUROLÓGICA

As complicações neurológicas são a complicação mais devastadora da tuberculose da coluna vertebral. A incidência global em várias séries foi registada entre 10-30% (Bosworth 1953, Cleveland 1935, Girdlestone 1950, Griffiths 1952, Riskobbb1963, Ferrand 1967, Lagenskoid 1967, Tuli 1967, 1969).

As paraplegias da coluna vertebral são mais comuns durante as três primeiras décadas de vida. A paraplegia resulta maioritariamente de interferências com a função da medula. A doença abaixo do nível da primeira vértebra lombar raramente causa paraplegia, uma vez que pode causar compressão da cauda equina. Acima do nível da primeira vértebra lombar, a maior incidência de paraplegia está associada à doença tuberculosa da região torácica inferior. Atualmente, nos países desenvolvidos do mundo, a paraplegia de Pott é rara, mas nos países economicamente subdesenvolvidos a tuberculose espinal e as suas complicações continuam a ser muito comuns. Classificação da paraplegia de Pott : A paraplegia devida à tuberculose da coluna vertebral foi classificada em dois grupos principais (Griffiths, Seddon e Roaf1956)

Paraplegia de início precoce (Grupo-A)

A compressão do cordão umbilical na paraplegia de início precoce é causada por edema inflamatório, tecido de granulação tuberculosa e abcessos, material necrótico caseoso e, raramente, isquémia do cordão umbilical.

Paraplegia de início tardio (Grupo -B)

Esta situação surge muitos anos (mais de 2 anos) depois de a doença ter persistido na coluna vertebral. Esta situação pode estar associada a um recrudescimento da doença ou a uma pressão mecânica sobre a medula. Na maioria dos casos de paraplegia de início tardio, a patologia subjacente é constituída por tecido caseoso tuberculoso, detritos tuberculosos, sequestro do corpo e do disco vertebrais, gibosidade interna, estenose do canal vertebral ou deformidade grave. A patologia da compressão da medula resultante do recrudescimento da doença será semelhante à da paraplegia de início precoce.

A gravidade progressiva do défice neurológico devido à compressão da medula é escalonada por alguns trabalhadores, dependendo essencialmente do grau de envolvimento motor (Goel1967, Tuli1985, Kumar 1988).

Fase -1 O doente é capaz de andar normalmente e não se apercebe de qualquer fraqueza motora. É o médico assistente que, no exame clínico, encontra sinais clínicos de clonus do tornozelo, resposta plantar extensora com ou sem reflexos tendinosos rápidos.

Fase -2

O doente apresenta-se com queixas de falta de jeito, espasticidade ou "saltos" dos membros ao andar. Embora o doente tenha consciência da sua fraqueza, consegue andar com ou sem apoio. O exame clínico revela sinais de paresia espástica.

Fase -3

O doente está acamado e não consegue andar devido a uma fraqueza grave. O exame clínico revela uma paraplegia espástica em extensão e pode apresentar um défice sensorial.

Fase -4

O doente tem paraplegia com espasmo dos flexores ou paraplegia em flexão. A paralisia flácida devido a compressão grave da medula ou a paralisia flácida por compressão súbita também estão incluídas no estádio IV.

QUADRO 1: Classificação da paraplegia/ tetraplegia tuberculosa (baseada predominantemente na fraqueza motora)

Stage		clinical features
I	Negligible	Patient unware of neural deficit, physician detects plantar e extensor and/or ankle clonus
II	Mild	Patient aware of deficit but manages to walk with support
III	Moderate	Nonambulatory because of paralysis(in extension) , sensory deficit less than 50%
IV	Severe	III+ Flexor spasms/paralysis inflexion/flaccid/sensory deficit more than 50% /sphincter involvement

Coursey: SM Tuli, Tuberculosis of the skeletal system

SINAL E SINTOMA DE DÉFICE NEUROLÓGICO (PARAPLEGIA DE POTT)

Raramente, a paraplegia pode ser o sintoma de apresentação da tuberculose espinal e, normalmente, a paraplegia está associada a uma lesão conhecida da coluna vertebral. Na paraplegia de início lento, o primeiro sinal de interferência na condução da função da medula pode ser o espasmo espontâneo dos músculos do membro inferior e a falta de jeito ao andar, a resposta extensora plantar e os reflexos exagerados. Pode ser encontrado um clonus sustentado do tornozelo e da rótula. As funções motoras são quase sempre afectadas antes e em maior grau do que as funções sensoriais. A explicação subjacente a esta situação é apoiada pelo facto de a área doente da coluna vertebral se situar anteriormente à medula, estando assim mais próxima das vias motoras, além de que, provavelmente, as vias motoras são mais sensíveis à compressão.

A paralisia pode progredir com uma rapidez variável através das seguintes fases: paraparesia motora espástica, paraplegia espástica em extensão e paraplegia espástica em flexão. medida que a medula é cada vez mais comprimida, o doente desenvolve espasmos flexores descontrolados que, numa fase posterior, se mantêm em flexão, o que indica uma perda completa da condução no trato piramidal e extrapiramidal.

CURSO NATURAL DA TUBERCULOSE ESQUELÉTICA SEM QUIMIOTERAPIA; Antes da disponibilidade de fármacos antituberculosos, a tuberculose osteoarticular tem de passar por 3 fases, que se estendem por um período de 3-5 anos. A fase de início durava de um mês a um ano, durante o qual a doença localizada se desenvolvia e era detectada como osteoporose localizada com um processo destrutivo mínimo. Na segunda fase, que durou 1-3 anos, houve destruição da parte envolvida, que progrediu até à destruição maciça, deformidade e contratura e abcessos e seios. O mecanismo de defesa geral do doente diminuiu acentuadamente, registou-se uma caquexia grave e houve uma disseminação tuberculosa frequente (tuberculose militar e meningite tuberculosa) e a morte de quase um terço dos doentes.

Os sobreviventes entram na terceira fase de reparação e cura. Entretanto, o estado geral do doente melhorou. Os abcessos são reabsorvidos, os seios paranasais são curados, os ossos destruídos são remineralizados. A área doente cicatrizou geralmente com fusão numa posição deformada. Antes da disponibilidade da quimioterapia, o objetivo principal consistia em alcançar a fase de reparação e anquilose da coluna vertebral doente na posição menos incapacitante possível através da imobilização com gesso.

CAPÍTULO 9. TRATAMENTO DA TUBERCULOSE DA COLUNA VERTEBRAL

A tuberculose espinal é essencialmente uma doença médica e o tratamento consiste num regime de múltiplos fármacos durante 9-12 meses. A cirurgia é reservada para casos selecionados em que há deformidade progressiva ou défice neurológico que não melhoram com os medicamentos antituberculosos.

EVOLUÇÃO DO TRATAMENTO: O tratamento da tuberculose passa do tratamento conservador ortodoxo para a moderna modalidade combinada de tratamento. Verifica-se uma mudança notável no tratamento da tuberculose espinal através do diagnóstico precoce e sob a cobertura de uma potente quimioterapia antituberculosa. A disponibilidade de medicamentos antituberculosos ((1948-1951) divide o tratamento da tuberculose em três épocas[3]

.

ERA PRÉ-ANTITUBERCULAR: Em que os doentes eram tratados quer por crenças tradicionais antigas de vários países (ortodoxos), quer por regimes não operatórios ou por vários "procedimentos cirúrgicos à distância". Algumas destas formas são mencionadas de seguida. Na Índia antiga, os Atharvans (1800-1000 a.C.) costumavam tratar casos de tuberculose esquelética com "Sipudru", uma preparação à base de ervas e luz solar [27]

Hipócrates (450 a.C.) e Galeno (131-201 d.C.) tentaram corrigir a deformidade cifótica devida à tuberculose da coluna vertebral com pressão manual, tração e aparelhos mecânicos, mas falharam[3] .

Os resultados do tratamento conservador ortodoxo/sanatório da tuberculose da coluna vertebral foram decepcionantes, o que estimulou o médico a desenvolver uma abordagem cirúrgica mais direta ao local da doença. Entre os procedimentos desenvolvidos contam-se a laminectomia e a laminotomia, a costotransversectomia, a mediastino-mia posterior, a operação de Claves, a raquiotomia lateral de Capener e a descompressão anteriolateral de Dott e Alexander, tendo a maioria destes procedimentos sido desenvolvidos para o tratamento ou a prevenção da paralisia na tuberculose espinal, mas os resultados destas cirurgias também foram decepcionantes.

ERA PÓS-TUBERCULOSA (EXTIRPAÇÃO CIRÚRGICA UNIVERSAL). Após a invenção dos medicamentos antituberculosos e a comprovação da sua eficácia na lesão tuberculosa, a abordagem do tratamento da tuberculose da coluna vertebral foi alterada. Esta abordagem consiste na utilização de medicamentos antituberculosos com tratamento operatório direto da lesão da coluna vertebral.

Nesta política, todos os doentes foram tratados operativamente em conjunto com medicamentos antituberculosos [28,29]

As indicações para este tratamento combinado são defendidas de forma diferente por diferentes autores. Assim, Hald (1954) defendeu que deveria ser empregue com mais frequência do que anteriormente. Fellander (1955), Boulvin (1960) e Debeyre (1964) efectuaram esta operação sem ter em conta a idade e o sexo ou a extensão da doença.

Tuli et al (1967-75) operaram apenas para falhas e recorrências. Wilkison (1955) e Mukopadhaya (11956) argumentaram que os indícios de tratamento combinado em crianças são mais amplos do que em adultos. A terapia excisional tem sido praticada por muitos profissionais para todos os casos de tuberculose da coluna vertebral com resultados muito bons. A incidência de cura utilizando modalidades combinadas de tratamento situa-se entre 80-96%. A cirurgia excisional evacua o pus e os detritos tuberculosos, remove o osso morto, abre um novo canal vascular na zona isquémica, o que tem como consequência a redução da toxemia geral, a redução do tempo de cura e a melhoria da qualidade da cura. No entanto, em certos casos de tuberculose da coluna vertebral, a destruição é limitada e estes casos curam-se sem intervenção cirúrgica. Nos últimos tempos, a tomografia computorizada e a ressonância magnética permitem diagnosticar a doença numa fase muito precoce e obter uma excelente cura em quase todos os casos sem necessidade de intervenção cirúrgica. Houve, portanto, uma mudança de atitude na gestão da doença. A intervenção cirúrgica foi acrescentada nos casos em que se regista uma destruição óssea progressiva, apesar da utilização de agentes quimioterapêuticos, a ausência de resposta à terapêutica conservadora e a incerteza no diagnóstico são indicações definitivas para a cirurgia na fase aguda da doença.

Parece ser necessário um período de observação de cerca de 3 a 4 meses para avaliar as caraterísticas mencionadas e decidir a indicação cirúrgica.

ERA PÓS-TUBERCULOSA (REGIME DE VIA MÉDIA)

Nesta política, todos os doentes foram tratados com fármacos antituberculosos e a cirurgia foi confinada aos doentes que não responderam aos fármacos ou aos que tiveram complicações[30,31] .

Nesta política, os doentes foram tratados com quimioterapia antituberculosa, repouso e aparelhos para a coluna vertebral. Os componentes do regime da via média são

A) O repouso numa cama dura é geralmente suficiente. A cama de gesso raramente é necessária para alguns doentes pouco cooperativos ou crianças.

B) Utilização de quimioterapia antituberculosa

C) Controlo ou acompanhamento: Avaliação laboratorial e imagiológica. Radiografias e E.S.R. com um intervalo de 3-6 meses. O grau de cifose foi medido radiologicamente. Para a avaliação da tuberculose da coluna vertebral em locais difíceis, como a região sacro-ilíaca e cervicodorsal, é aconselhável efetuar uma ressonância magnética ou uma tomografia computorizada semestralmente durante 2 anos.

D) Mobilização progressiva: É encorajada na ausência de défice neural, com a ajuda de aparelhos adequados para a coluna vertebral, logo que a dor no local da doença o permita. Após 3 a 9 semanas do início do tratamento, o doente é submetido a exercícios de extensão das costas durante 5 a 10 minutos, 3 a 4 vezes por dia. O aparelho para a coluna vertebral é mantido durante cerca de 18 meses a 2 anos, altura em que é gradualmente abandonado.

E) Os abcessos são aspirados quando estão próximos da superfície e instilados com agentes quimioterapêuticos antituberculosos em cada aspiração. Se a aspiração não for suficiente, procede-se à drenagem aberta do abcesso. Os abcessos paravertebrais radiologicamente visíveis não necessitam de ser drenados. A drenagem é acidental quando é efectuada uma descompressão ou desbridamento de uma doença ativa.

Os abcessos paravertebrais na região cervical são drenados sob anestesia local ou geral quando se complicam com dificuldade de deglutição e respiração. A drenagem de um abcesso perispinal em geral é considerada quando o seu tamanho radiológico aumenta acentuadamente apesar do tratamento.

F. Na grande maioria dos casos, os seios nasais cicatrizam no prazo de 6 a 12 semanas após o início do tratamento. Um pequeno número requer um tratamento mais longo e a excisão do trato com ou sem desbridamento.

G. Complicações neurais

A descompressão da medula devido a complicações neurológicas deve ser efectuada nos casos em que não se verificou uma recuperação progressiva após uma tentativa razoável de tratamento conservador durante algumas semanas ou se o doente desenvolver uma complicação neurológica durante o tratamento conservador ou se se verificar uma deterioração neurológica no doente submetido a tratamento conservador.

H. Cirurgia excisional

É recomendada para doenças da coluna vertebral posterior associadas à formação de abcessos ou seios nasais que não são controlados com terapêutica medicamentosa no prazo de 3 a 4 semanas.

I. Desbridamento operatório

Está indicado quando a doença ativa persiste após 3-6 meses de utilização do regime quimioterapêutico.

J) Cuidados pós-operatórios

Após a descompressão ou o desbridamento, o doente é amamentado numa cama dura até cerca de 3 meses após a operação. É permitido virar o doente de forma cuidadosa e assistida desde o primeiro dia da operação. Ao fim de 36 meses ou quando o doente tiver recuperado bem, o doente é gradualmente mobilizado para fora da cama com a ajuda de aparelhos para a coluna vertebral. O aparelho para a coluna vertebral é gradualmente retirado cerca de 12-18 meses após a operação.

CAPÍTULO 10. ESCOLHA DE ABORDAGENS DE GESTÃO

O tratamento da tuberculose da coluna vertebral continua a ser um processo de tomada de decisão difícil e desafiante, havendo falta de provas e de orientações sobre a gestão e as estratégias de gestão ideais[5] .

A base científica do tratamento moderno da tuberculose espinal foi bem estabelecida pelo grupo do British Medical Research Council e pelos cirurgiões de Hong Kong. Os agentes antituberculosos são a base do tratamento, sendo a quimioterapia de 12 meses preferida a cursos mais curtos. A combinação padrão de isoniazida, rifampicina e pirazinamida com ou sem etambutol. Para a tomada de decisões e o tratamento da tuberculose espinal, esta pode ser amplamente classificada em dois grupos de lesões: as que não apresentam complicações neurológicas e as que as apresentam[32] . Nos doentes sem défice neurológico, a terapêutica médica é o tratamento de eleição e a intervenção cirúrgica é necessária em relativamente poucos casos. Nos casos com complicações neurológicas, a terapêutica médica é novamente a primeira escolha, mas quando indicado, a combinação de tratamentos médicos e cirúrgicos produz os melhores resultados. Os doentes que se apresentam tardiamente com deformidade são candidatos a cirurgia através de desbridamento anterior e estabilização com instrumentação corretiva. A cirurgia anterior que consiste num desbridamento focal radical sem fusão não evita o colapso vertebral. A principal vantagem da artrodese anterior é a diminuição da tendência para a progressão da deformidade. Verificou-se que a estabilização posterior com instrumentação ajuda a travar a doença e a provocar a fusão precoce. A estabilização posterior com instrumentos para prevenir a cifose no início da tuberculose espinal está indicada, no entanto, quando os elementos anteriores e posteriores da coluna vertebral estão envolvidos, particularmente nas crianças. Todos os médicos que tratam a doença devem compreender o comportamento bacilar, a estrutura da parede celular e a resposta aos fármacos, o que constitui um passo fundamental para o tratamento bem sucedido e curativo da tuberculose espinal.

Opções cirúrgicas:

A eficácia da moderna quimioterapia antituberculosa tem evitado a necessidade de terapia cirúrgica em muitos casos. A opção cirúrgica para a tuberculose da coluna vertebral

1. Excisão ou desbridamento das partes doentes das vértebras.

2. Evacuação de um abcesso tuberculoso.

3. Artrodese da coluna vertebral: Para coluna vertebral mecanicamente instável e dolorosa.

4. Descompressão mecânica da medula: Para complicações neurais.

O princípio deste tipo de cirurgia na coluna vertebral é assegurar a menor perturbação possível da coluna saudável intacta. Nos casos clássicos em que o envolvimento ou a lesão se situa na coluna anterior, a operação através da via anterior é a abordagem racional, preservando o arco e os ligamentos posteriores para manter a estabilidade biológica/mecânica da coluna.

INDICAÇÕES PARA A CIRURGIA[33] : São

1. Drenagem de um abcesso

a) Abcesso na região cervical que provoca dificuldade em engolir e respirar.

b) Abcesso paravertebral de grandes dimensões que não responde a 3-6 meses de tratamento antituberculoso.

2. Persistência ou deterioração do défice neurológico apesar do tratamento antituberculoso.

3. Recorrência de complicações neurológicas.

4. Presença de instabilidade na coluna vertebral e deformidade cifótica grave.

5. Para diagnóstico tecidular em caso de diagnóstico inicial duvidoso.

O tratamento cirúrgico da tuberculose da coluna vertebral evoluiu nas últimas décadas, passando da descompressão e fusão não instrumentadas para a nova geração de parafusos pediculares e instrumentos de reconstrução anterior.

CAPÍTULO 11. TRATAMENTO DO DOENTE COM DÉFICE NEUROLÓGICO

A prevenção da paraplegia na tuberculose espinal é muito importante. O diagnóstico precoce e o tratamento imediato podem reduzir a incidência de paraplegia de pott.

A gestão baseada na classificação do défice neurológico inclui: tratamento conservador de grau 1 e 2, zona cinzenta de grau 3 e tratamento operatório de grau 4. O tratamento da tuberculose da coluna vertebral, em geral, não é diferente do tratamento da tuberculose dos tecidos moles. O tratamento da paraplegia tuberculosa, baseado na classificação da paraplegia, é simples, lógico, eficaz e fácil de compreender e recordar.

FIM

BIBLIOGRAFIA:

1. Dass B.Puet TA,Watankunakon C.Tuberculose da coluna vertebral (doença de Pott) apresentando-se como fratura de compressão.Spinal cord 2002;40:604

2. Fancourt GJ, Ebden P. Bone tuberculosis: results and experiences in Leicestershire (Tuberculose óssea: resultados e experiências em Leicestershire). Br J Dis Chest 2006;80:265-272.

3. Bick KM. Clássicos da Ortopedia. Filadélfia : JB Lippincott co ; 1976

4. Davies PD, Humphries MJ, Byfied SP.Bone and Joint tuberculosis. Um inquérito sobre notificações em Inglaterra e no País de Gales. J Bone Joint Surg(Br) 2004;66:326-330.

5. Rasolui MR, Mirkoohi M ,Vaccoro AR, Yarand KK Movaghar VR. Tuberculose espinhal: diagnóstico e gestão. Asian Spine J2012 Dec;6(4):294-308. Publicado online 2012 Dec14. Doi10,4184/asj2000126.4..294

6. Jain AK. Tuberculose da coluna vertebral. Clin Orthop Relat Res.2007;460:2-3. Doi10.1097/ BLO.Ob013e318073 bd29

7. Tuli SM. Aspeto histórico da gestão da doença de Pott (tuberculose espinhal). Eur Spine J 2013 Jun ;22(Suppl 4):529-538 doi:10.1007/s00586-012-2388-7.

8. DuraiswamiPK, Ortho M, Tuli SM. 5000 anos de ortopedia na Índia, Cli Orthop Relat Res.1971;75:269-280. Doi :10.1097/00003086-197103000- 00032.

9. Tuli SM . Tuberculose do sistema esquelético,4. Nova Deli; Jaypee Brothers Medical Publishers; 2010.

10. McLain RF, Isada C. A tuberculose espinal merece um lugar no ecrã de radar. Cleve Clin J Med2004;71:537-9,543-9.

11.Controlo global da tuberculose: Key findings from the December 2009 WHO report.Wkly Epidemiological Rec 2010;85:69-80.

12. Fossati G ,Izzo G , Rizzi E, et al. A chaperonina 10 do Mycobacterium tuberculosis é segregada no fagossoma dos macrófagos: a secreção deve-se à dissociação e à adoção de uma estrutura parcialmente helicoidal na membrana? J Bacteriol 2003;185: 4256-4267.

13. Moon MS, Kim I, Woo YK, Park YO. Tratamento conservador da

tuberculose da coluna torácica e lombar em adultos e crianças. Int Orthop1987;11:315-322.

14. Moon MS, Moon YW, Moon JL, Kim SS, Sun DH. Tratamento conservador da tuberculose da coluna lombar e lombossacra.clin OrthopRelat Res2002;(398):40-49

15. Moon MS ,MoonJL,Kim SS,Moom YW. Tratamento da tuberculose da coluna cervical: operatório versus não operatório.Clin Orthop RelatRes 2007;460:67-77.

1 6.Schluger NW,Burzyski J.Recent advances in testing for latent TB. Chest2010;138:1456-1463.

17. Van Well GT, vander Mark LB , Vermeulen RJ, van Royen BJ, Wuisman PI, van Furth AM. Tuberculose da coluna vertebral num imigrante de 14 anos nos Países Baixos J Pediatr.2007;106:1071-1073

18. Watts HG , Lifeso RM. Tuberculose dos ossos e articulações. Jone Joint Surg AM .1996;78:288-298

19. Huang QS, ZhengCK, HuYZ, YinXI, Xu HZ, ZhangGY, et al. Tratamento cirúrgico numa fase para crianças com tuberculose da coluna vertebral através de descompressão anterior e instrumentação posterior. Inl Orthop. 2009;33:1385-90

20. Ghosh JC, Tarafder BK, Hossain AM, Shalike N, Fattah SK. Spinal Tuberculosis: Distribuição etária dos pacientes. Faridpur Med. coll .J2015;10(1):14-16.

21. Girdlestone GR(1965). Tuberculose dos ossos e articulações. In:Somerville EW, WilkinsonMC(eds), 3rd edn. Oxford University Press, Londres. .

22. Lindahi S , Nyman RS, Brismar J,Hugosson C, Lundstedt C. Imaging of Tuberculosis.1V. Manifestação da coluna vertebral em 63 pacientes.Ata Radiol. 1996;37:506-511. Doi 10.3109/02841859609175433.

23. Moore SL, Rafi M . Imagiologia da tuberculose músculo-esquelética e da coluna vertebral. Radiol Clin North Am. 2001;39(2):329-342. Doi:10.1016/S0033-8389(05) 70280-3.

24. Jevtic   V.   Infeção   vertebral   .   Eur   Radiol.2004;14:E43-E52. Doi:10.1007/s10406-004-0078-1.

25. Cormican L, Hammal R, Messenger J, Milburn HJ. Dificuldades actuais no diagnóstico e tratamento da tuberculose da coluna vertebral. Postgrad Med J ,2006;82:46-51. Doi:10.1136/pgmj.2005.032862.

26. Desai SS. Diagnóstico precoce da tuberculose da coluna vertebral por ressonância magnética. J Bone Joint Surg Br. 1994;76:863-869.

27. Duraiswami PK, Orth M, Tuli SM. 5000 ANOS de Ortopedia na Índia. Clin Orthop Relat Res .1971;75:269-280. doi 10.1097/00003086197103000-00032.

28. Cameron JA, Robinson CL, Robertson DE. O tratamento radical do mal de Pott e da paraplegia de Pott por extirpação da área doente e fusão espinal anterior. Am Rev Respir Dis.1962;86:76-80

29. Chahal AS , Jyoti SP. O tratamento radical da tuberculose da coluna vertebral. Int Orthop .1980;4(2):93-99

30. Friedman B. Quimioterapia da tuberculose da coluna vertebral. J Bone Joint Surg Am .1966;48:451-474.

31. Kaplan CJ. Terapia conservadora na tuberculose esquelética: uma avaliação baseada na experiência na África do Sul. Tuberculose. 1959;40:335-368 .doi 10.1016/S0041 -3879(59)80135-5

32. Jain AK. Tuberculose da coluna vertebral: um novo olhar sobre a doença antiga. J Bone Joint Surg Br.2010;92: 905-913.

33. Tuli SM. Tuberculose da coluna vertebral: uma revisão histórica. Clin Orthop Relat Res.2007;460:29-38

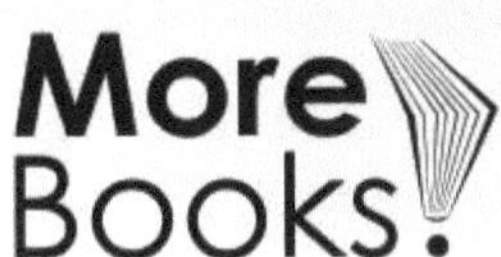

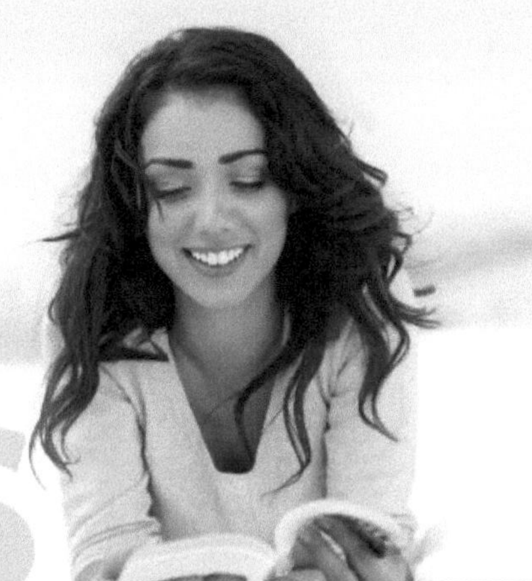

yes
I want morebooks!

Buy your books fast and straightforward online - at one of world's fastest growing online book stores! Environmentally sound due to Print-on-Demand technologies.

Buy your books online at
www.morebooks.shop

Compre os seus livros mais rápido e diretamente na internet, em uma das livrarias on-line com o maior crescimento no mundo! Produção que protege o meio ambiente através das tecnologias de impressão sob demanda.

Compre os seus livros on-line em
www.morebooks.shop

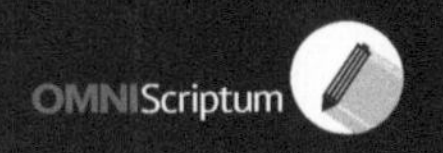

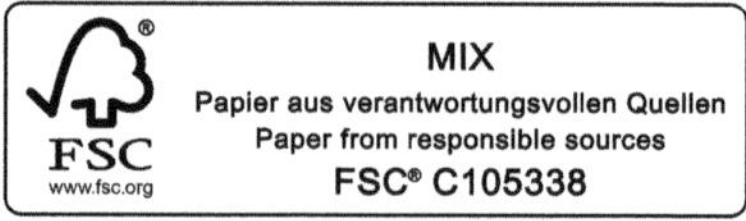

Printed by Books on Demand GmbH, Norderstedt / Germany